DES

ÉRUPTIONS

QUI COMPLIQUENT LA DIPHTHÉRIE

ET

DE L'ALBUMINE

Considérée comme Symptôme de cette Maladie

PAR M. A. MAUGIN, INTERNE DES HOPITAUX.

A. — *Eruptions qui surviennent dans la diphthérie.*

M. Sée, en adressant à la Société médicale des hôpitaux ses dernières communications relatives aux *éruptions qui surviennent dans le croup*, a soulevé plusieurs points de doctrine intéressants et il a remis sur le tapis quelques questions qu'on aurait pu croire complétement jugées.

Les auteurs du siècle passé avaient souvent confondu les angines que nous nommons actuellement diphthéritiques avec celles qui accompagnent la scarlatine; aussi est-il fort difficile de savoir si les éruptions fugaces dont parlent Huxham et J. Franck sont bien les éruptions spéciales dont parle M. Sée.

Je laisserai donc de côté, pour le moment, les auteurs qui ont écrit avant M. Bretonneau, et ceux qui confondent encore les diverses formes d'angines, quoiqu'il soit possible de trouver par une analyse attentive d'importants renseignements sur ce sujet dans M. Tweedie, Forestus, etc.

Voilà donc les deux maladies bien distinctes, classées, nommées; d'un côté, la scarlatine avec son angine spéciale, ses jours fixes, sa fièvre, sa desquamation régulière; de l'autre, la diphthérite avec ses caractères non moins bien tranchés. La découverte de l'albuminurie consécutive à la scarlatine vient ajouter un nouvel élément au diagnostic. Nous vivons ainsi plusieurs années, puis on élève des doutes. La maladie a-t-elle changé ou avons-nous cru trop facilement à de belles descriptions ingénieusement disposées? C'est ce qu'il est inutile de rechercher. Contentons-nous de constater que le diagnostic est remis en question.

M. Sée admet l'existence de trois éruptions qui surviennent dans le croup (*Union médicale*, 28 août 1858) :

« 1° Des éruptions érythémateuses propres au croup;

» 2° Des scarlatines accidentelles à titre de complication du » croup, scarlatines ordinairement tardives et à marche régu- » lière;

» 3° Des scarlatines angineuses et croupales. »

Les scarlatines accidentelles, tardives et à marche régulière, ne sont pas plus spéciales au croup que les rougeoles, les varioloïdes ou les autres maladies contagieuses qui règnent perpétuellement dans nos salles d'hôpitaux. Il serait extraordinaire, au contraire, que les enfants atteints de croup fussent exempts d'une maladie qui sévit avec autant d'intensité sur les enfants atteints d'autres affections.

Les scarlatines angineuses et croupales seraient des scarlatines *renversées*, c'est-à-dire que l'éruption ne paraîtrait que quatre ou cinq jours après les fausses membranes. Pourquoi tourmenter ainsi cette scarlatine, qui tantôt peut suivre régulièrement son cours classique, ou être une fièvre éruptive sans éruption, ou se trouver complétement renversée, réalisant ainsi le problème : *être et ne pas être?* Il n'y a, entre la scarlatine qui survient le trentième jour du séjour de l'enfant et celle qui survient le cinquième, qu'une simple différence de temps, et on peut encore admettre, dans ce dernier cas, l'influence nosocomiale, puisque MM. Barthez et Rilliet fixent à trois jours le minimum de l'incubation.

Enfin il existe un fait sur lequel je reviendrai plus loin avec détail, et qui distingue la diphthérite de la scarlatine, c'est que l'*albumine se trouve presque toujours dans l'urine des diphthéritiques, dès le début, et en grande quantité, et que, dans les deux tiers des cas, elle ne se montre que vers la période de desquamation, et en moindre quantité chez les scarlatineux.*

Enfin les éruptions érythémateuses peuvent se montrer dans le croup comme dans quelques autres états pathologiques; mais ont-elles le degré d'importance que M. Sée leur attribue?

Sous le rapport de la fréquence, un sur quatre est un chiffre qui paraît exagéré, si nous le comparons à ce que nous avons observé depuis près de deux mois. En effet, sur plus de seize enfants atteints de diphthérie pharyngée ou laryngée, qui ont été traités pendant cette période à l'hôpital Sainte-Eugénie, je n'en ai pas vu un qui ait eu une de ces éruptions signalées par le médecin de l'hôpital des Enfants.

Dans ce nombre, je comprends ceux qui ont succombé après l'opération de la trachéotomie et ceux qui sont morts sans opération, comme aussi ceux qui ont guéri sans l'intervention du bistouri. Je me place ainsi dans les mêmes conditions que M. Sée, car je sais qu'il a déclaré que si, dans sa note, quelques passages avaient pu faire supposer qu'il attribuait les éruptions à la trachéotomie, il n'était nullement dans son intention de restreindre ainsi la question, et que, pour lui, elles naissaient sous l'influence de la diphthérie.

Quoi qu'il en soit, les érythèmes surviennent fréquemment chez les enfants. Depuis quelques jours, j'ai eu l'occasion d'en observer deux cas qui ressemblaient à ceux qui sont décrits comme propres au croup ; on verra que les circonstances sont différentes ; le premier fait est le suivant :

Une petite fille avait les amygdales tuméfiées, atteintes d'inflammation chronique. M. Bouchut les lui enlève. Le lendemain, elle a le corps couvert d'une éruption érythémateuse qui, après quelques heures, disparut sans laisser de traces, sans qu'il soit jamais survenu de desquamation. Il n'y avait pas eu même un soupçon de diphthérie.

Voici le second cas :

Il y a dix jours, une jeune fille entre à l'hôpital, salle Sainte-Marguerite, avec un appareil fébrile intense ; elle avait eu la veille des vomissements de matières alimentaires, la langue était sale. Il y avait de la céphalalgie et de la courbature. La gorge était saine. Sur les bras existait un érythème bien marqué, rose, sans démangeaison, simulant un début de scarlatine. Quelques heures plus tard, l'éruption disparaissait. Le lendemain, il n'y en avait plus de traces ; la fièvre était tombée, il n'est survenu ni desquamation, ni albuminurie. L'enfant est guérie.

Elle n'avait eu qu'une indigestion, accompagnée de fièvre, après un excès de fruits. Qu'y a-t-il d'étonnant à voir se congestionner chez les enfants, la peau, cet organe encore si délicat, si perméable, si vasculaire?

On voit que je ne nie pas la possibilité des éruptions dans le croup. Je ne puis me le permettre, puisque M. Sée les a observées; mais des doutes peuvent s'élever sur ce mot *propres au croup*, et ce sont ces doutes que j'expose.

Ainsi peut-on considérer comme produite par la diphthérie (*Union médic.*, loc. cit.) cette éruption d'urticaire citée par le docteur Millard (thèse, 1re obs.) . « Vers le soir (troisième jour de » l'opération), s'est manifestée sur les cuisses une éruption d'urti- » caire très abondante, mais de courte durée ; (l'enfant y est su- » jette depuis quelque temps) » ; ou celle-ci (Obs. 3, thèse citée) où l'éruption apparaît le quinzième jour après la trachéotomie, et par conséquent à une époque où le malade n'est plus en puissance de diphthérie. Non certainement, puisque dans le premier cas l'enfant est sujette à l'urticaire, et que le deuxième ne rentre pas dans les conditions voulues, c'est-à-dire d'apparaître dans les premiers jours, temps en dehors duquel chacun est libre d'invoquer une « rencontre fortuite. »

Les éruptions spéciales, lisons-nous encore, n'aggravent pas le croup, et c'est ce qui les caractérise. Mais la scarlatine ne paraît pas aggraver le croup et diminuer le succès de la trachéotomie, puisque, dans la thèse du docteur André (1857), on voit que, sur 54 opérés dont 17 guérirent, 10 furent pris de scarlatine après l'opération et 3 seulement moururent. Il y eut donc 7 guérisons sur 10 cas de croup suivi de scarlatine, et 10 guérisons sur 44 cas de croup sans scarlatine. Ces faits sont acceptés par M. Sée, qui s'appuie précisément sur la thèse que je cite.

Par conséquent, cette conclusion : « Elles n'aggravent nullement » le croup, qui semble au contraire, malgré cette complication, » guérir plus souvent, » est impuissante à établir une différence entre les éruptions érythémateuses fugaces et la scarlatine. Cependant il y a une différence, et personne ne le contestera : la marche de l'éruption, l'aspect du malade, l'état de la langue, la chaleur de la peau, la desquamation, les signes les plus positifs abondent pour établir le diagnostic.

Parlerai-je de l'hydropisie et de l'albuminurie? Mais M. Sée, luimême, qui dit : « Dans les éruptions spéciales au croup, distinc- » tes de la scarlatine, il n'y a pas de desquamation, ni d'albu- » mine (*loc. cit.*), » ajoute quelques lignes plus bas : « Il y a évi- » demment de nombreux points de contact entre la diphthérite » et la scarlatine... J'ajouterai un dernier caractère qu'on m'a » contesté, c'est que, dans les deux maladies, on trouve dans la » majorité des cas de l'albumine dans les urines. Ainsi, dans le

» croup et dans l'angine maligne, on sera étonné de la quantité » d'albumine qu'on rencontre parfois dans les urines; je l'ai ren- » contrée dans plus du tiers des cas en quantité notable. »

La contradiction est trop évidente pour qu'il soit nécessaire de discuter. Du reste, je vais revenir dans un instant au fait incontestable de la présence de l'albumine dans les urines des diphthéritiques. Il faut auparavant en finir avec les éruptions.

J'ai admis jusqu'à présent que la scarlatine survenant dans le cours d'une diphthérie conservait ses allures normales et que la présence de l'affection concomitante n'altérait en rien la régularité de sa marche. Mais rien ne s'oppose à ce qu'il n'en soit pas ainsi. Chacun sait que la rougeole, qu'une pneumonie peuvent diminuer le temps de la période d'éruption de la scarlatine. Chacun a vu des éruptions éphémères de scarlatine, ou même des éruptions partielles, et personne dans ces circonstances n'a songé à nier la maladie.

La desquamation accompagnée d'albumine dans l'urine, l'hydropisie avec les différents accidents qu'elle produit, sont venues rendre le diagnostic certain. Pourquoi la diphthérie ne modifierait-elle pas comme d'autres maladies la marche de la scarlatine ou au moins l'apparence de l'éruption ?

En résumé, les éruptions qui surviennent pendant le croup sont ou des érythèmes ou des scarlatines.

Les érythèmes tiennent : 1° à l'état fébrile qui congestionne la peau chez les enfants et ils peuvent appartenir à d'autres affections aussi bien qu'à la diphthérie ;

2° Ils appartiennent à certaines constitutions ou dispositions antérieures, comme le cas d'urticaire que nous avons cité ;

3° Ils ne sont pas différents de ceux qu'on observe dans quelques cas d'empoisonnements virulents, miasmatiques, etc.

4° Aucun n'est propre à la diphthérie.

5° La scarlatine peut être tardive, régulière, non influencée par la diphthérie ou par l'opération de la trachéotomie.

6° Elle peut se montrer dans les premiers jours de la diphthérie et conserver ses allures normales. Elle peut, en survenant pendant les premiers jours de la diphthérie et peu de temps après la trachéotomie, être modifiée dans sa marche.

Enfin il y a actuellement un grand nombre de scarlatines, en même temps qu'une épidémie de croup ; les deux maladies sont con tagieuses ; tous les faits prouvent que l'existence préalable d'une de ces maladies n'empêche pas la contagion de l'autre.

J'arrive, on le voit, à des conclusions bien différentes de celles que M. Sée a présentées. Il me semble, en outre, que les conclusions de M. Sée ont été présentées un peu précipitamment. J'ai déjà cité une contradiction considérable ; il y a d'autres marques d'indécision. Une première communication a été faite à la séance de la Société médicale des hôpitaux du 9 juin (*Union médicale*, 21 août), une seconde à la séance du 23 juin (*Union médicale*, 28 août).

Or, ces deux communications renferment des opinions opposées.

Nous lisons, séance du 9 juin :

« Sur une seconde série de malades également trachéotomisés, » l'éruption était tout à fait analogue à la scarlatine : même pointillé, même desquamation, et, dans certains cas, albuminurie et » hydropisie générale. Je qualifierai cette éruption de scarlatineuse.

» En considérant que ces éruptions n'ont aucune influence sur » la marche du croup, et qu'elles diffèrent de la scarlatine quant » à la durée de la fièvre et de l'éruption, je suis arrivé à conclure » qu'il fallait les classer à part de la scarlatine.

» Dans les premiers temps, je m'applaudissais de ces éruptions, » pensant qu'elles auraient peut-être une action favorable sur la » marche de la maladie. J'ai été bientôt détrompé, et j'ai reconnu » que le résultat final n'en était nullement modifié. »

Et, dans la séance du 23 juin :

« J'admets, en effet, deux catégories d'éruption : il y a une » éruption spéciale distincte de la scarlatine, car elle n'aggrave » nullement le croup, qui semble, au contraire, malgré cette complication, guérir plus souvent.

» Elle revêt des formes distinctes de la scarlatine.

» Il n'y a pas de desquamation ni d'albuminurie.

» Outre cette éruption, il peut y avoir une scarlatine vraie à » titre de complication accidentelle. »

Si, dans un espace de temps aussi court, l'auteur peut modifier aussi profondément sa manière de voir, rien ne nous empêche de penser qu'il ne tiendra pas plus à ses opinions du 23 juin qu'à celles du 9 juin, et que d'autres, bien différentes, pourraient peut-être lui avoir été suggérées déjà par un examen plus prolongé de la question et par l'observation de faits nouveaux.

B. — *De l'albuminurie dans la diphthérie.*

C'est une tendance générale que celle qui consiste à généraliser rapidement les faits particuliers et à faire des lois à propos d'une série de phénomènes observés dans un temps donné. Cette tendance est surtout manifeste quand il s'agit de phénomènes que l'on explique d'une façon qui diffère de celle qui les expliquait auparavant, ou de phénomènes que l'on croit observer le premier. C'est, en quelque sorte, un amour paternel à l'égard d'un enfant qui ne peut pas encore marcher seul. Il faut presque du courage pour oser parler d'une manière dubitative des choses nouvelles, et cependant c'est en ces circonstances que la prudence est surtout nécessaire.

La présence de l'albumine dans les urines, ou l'albuminurie, est une découverte de date assez récente, déjà bien des travaux ont été publiés à son sujet. Ayant été à son début une maladie, tendant à ne devenir qu'un symptôme, elle exprime bien la marche des idées et des doctrines médicales.

Lorsque les travaux de Bright et de Christison furent connus, lorsque M. Rayer, les mettant à profit, eut popularisé les périodes célèbres par lesquelles passe le rein dans la maladie de Bright, chacun fut ravi de cet ordre, de cette lucidité. C'était alors le règne de l'anatomie pathologique, chaque lésion reconnue par le scalpel ou le microscope était une maladie ; il était tout simple de dire, quand on trouvait de l'albumine dans l'urine d'un malade : « Ce malade a une maladie de Bright. »

Si aux symptômes spéciaux à cette maladie se joignait quelque signe étranger, l'explication était facile : on avait affaire à une maladie intercurrente survenue par hasard, complétement indépendante de la maladie primitive. Ainsi M. Tissot pouvait avancer (Thèse de Paris, 1833) que M. Rayer n'avait trouvé, sur quatre cents individus, d'albumine dans l'urine que quand il y avait maladie de Bright, c'est-à-dire (en traduisant en langage moderne) que, sur quatre cents individus, M. Rayer n'avait trouvé d'albumine que quand il y avait altération spéciale des reins; ce qui est bien différent.

Dans la thèse, en effet, cela veut dire que l'albumine ne se rencontre que dans une maladie et consécutivement à la lésion; maintenant, au contraire, on peut dire que la lésion se rencontre dans plusieurs maladies, et consécutivement à certains troubles dynamiques ou organiques que produit la maladie.

Après avoir expliqué comment je comprends les propositions de ceux qui faisaient de la lésion la cause de la maladie, je continue.

Quand on eut vu pendant quelque temps la maladie de Bright isolée, quand on eut appris à la bien connaître, on s'aperçut qu'elle compliquait certaines maladies plus que d'autres, ou qu'elle succédait à certaines maladies assez fréquemment. Ainsi, d'après M. Rayer (*Traité des maladies de la peau*), la maladie de Bright est primitive, ou elle est consécutive à la scarlatine.

Richard Bright en 1827, Christison en 1829, Hamilton, se montrent d'accord sur ce point. Du reste, c'était surtout la présence de l'albumine et son rapport avec la lésion qui était le fait nouveau ; car déjà, en 1717, Burserius (d'après Wells, *Medic. and chirur. Trans*, t. III), avait vu les reins et plusieurs autres organes congestionnés après les anasarques consécutives aux exanthèmes fébriles.

L'anasarque consécutive à la scarlatine et accompagnée d'albumine étant devenue la maladie de Bright, celle-ci commença à se montrer irrégulière dans ses allures; ainsi l'albumine existait dans les urines, mais l'anasarque ne se produisait pas. MM. Rayer, Sabattier (*Archiv. méd.*, 1834), Christison (*Archiv. méd.*), Gregory (*Gaz. méd.*), rapportent des exemples de la non apparition de l'hydropisie, malgré l'existence de la maladie de Bright primitive ou consécutive. Ou, encore, l'anasarque survenait après la scarlatine, et l'albumine ne se montrait pas dans les urines ; on se mit alors en quête d'explications, on nia la maladie de Bright. Dans ce cas, on revint aux anciennes théories (ce sont toujours les plus nouvelles). J. Copland, M. Andral, invoquèrent l'altération des fonctions de la peau.

Mais que répondre quand on vint annoncer que les reins ont été trouvés sains après plusieurs cas d'hydropisie scarlatineuse avec albuminurie? (Kennedy, *Compend. de médec.*, t. VII.)

Nier absolument que l'altération des reins soit nécessaire pour produire l'albuminurie, cela est impossible ; les 400 cas de M. Rayer s'y opposent.

Admettre que l'albumine peut passer quelque temps dans l'urine sans que le rein devienne malade; ou, qu'au début de l'albuminurie, les altérations du rein ne consistent qu'en une simple congestion, et ne sont pas appréciables après la mort? La conséquence est forcée. Bientôt l'albuminurie fut signalée dans une foule de maladies différentes ; un esprit plus philosophique vint peu à peu remplacer par des maladies générales ou constitutionnelles les anciennes lésions-maladies ; on laissa subsister une maladie de Bright comme souvenir, et la présence de l'albumine fut considérée comme un symptôme plus ou moins important, pouvant appartenir à bien des affections diverses.

J'emprunte aux *Archives de médecine* (1848) le tableau suivant comme preuve de ce que j'avance :

Sur 600 malades dont le docteur Furges, de Prague, a examiné les urines, il en a trouvé 155 dont les urines étaient plus ou moins albumineuses.

Tubercules,	46 cas ou	29 0/0	des malades atteints de cette affection.
Typhus,	29	32	—
Fièvre puerpérale,	32	65	—
Cancer,	6	42	—
Chlorose,	15	33	—
Fièvre intermittente,	1	10	—
Pneumonie,	2	45	—
Pleurésie,	2	14	—
Péritonite,	2	33	—
Catarrhe chronique,	3	12	—
Diarrhée,	8	12	—
Maladies du cœur,	7	38	—
Epilepsie,	2	100	—

Les seules maladies dans lesquelles l'auteur n'a pas trouvé d'albumine étaient le rhumatisme articulaire aigu (18 cas), la chorée (3 cas), la paralysie (6 cas), le tétanos (2 cas), l'hystérie (3 cas).

Puisque l'albumine se rencontre si souvent dans l'urine et dans des maladies si différentes, ce qu'il convient d'étudier, pour faire de l'albuminurie un symptôme de quelque valeur, ce sont les circonstances où elle se présente : époque de son apparition, quantité moyenne, durée du phénomène, etc.

M. Sée, le premier, à ce que je crois, a dit avoir trouvé de l'albumine en quantité notable dans l'urine des diphthéritiques ; mais il n'a fait qu'une simple mention de ce fait dans les termes que j'ai rappelés plus haut, à propos des éruptions qu'il rapporte au croup. D'autres observateurs se sont déjà mis à l'œuvre sans doute, car ceci peut avoir une grande valeur. Je vais rapporter ce que j'ai vu depuis quelque temps à l'hôpital Sainte-Eugénie.

Je m'appuie sur treize observations que je cite *in extenso*, ou qui sont résumées en peu de mots. Un quatorzième malade (obs. VII) a dû trouver sa place, puisque je rapporte les cas que j'ai observés depuis le commencement de septembre ; mais il est nul en fait, car l'urine n'a pas pu être examinée une seule fois. L'obs. I n'a pas été prise à l'hôpital, je la dois à l'obligeance de mon chef de service, M. Bergeron, qui l'a recueillie dans sa clientèle.

Chez les malades qui sont l'objet des observations X et XIII, l'albumine n'a pas été trouvée dans l'urine : chez celui de l'observation VIII, elle a existé d'une façon passagère et en petite quantité. Je discuterai ces faits plus tard.

Les résultats que je vais constater ne doivent pas être considérés comme des lois, mais, tels qu'ils sont, ils ont néanmoins leur importance et pourront servir de jalons pour ceux qui entreprendront des recherches sur le même sujet.

L'albumine a existé pendant un temps assez long et en quantité notable dans neuf cas de diphthérie bien constatée. Tantôt il y a eu angine diphthéritique, tantôt croup diphthéritique, tantôt la diphthérie s'est manifestée principalement sur la peau.

L'époque d'apparition de ce produit morbide a beaucoup varié en raison même des conditions spéciales d'observation. En effet, les enfants arrivent généralement à l'hôpital à la dernière extrémité ou au moins après avoir été malades quatre ou cinq jours chez eux ; c'est là une cause d'erreur dont il faut tenir compte. Deux enfants ont été atteints dans la salle : chez l'un, l'albumine a paru le deuxième jour (obs. III); on ne l'a pas recherchée le premier jour ; chez l'autre, on a pu la constater avant même l'apparition des pseudo-membranes (obs. IV). Celui-ci avait eu précédemment une scarlatine suivie d'albuminurie. Faut-il rapporter à la scarlatine la récidive ?

C'est ce qu'il est difficile de croire, quand on sait que plusieurs auteurs ont nié la possibilité de ces récidives, et qu'ils ont toujours donné une cause nouvelle à une seconde apparition de l'albumine. C'est ce qu'il est difficile d'admettre, quand on compare attentivement cette observation avec celles qui l'accompagnent.

La quantité d'albumine a été considérable dans les neuf cas que j'analyse. Chez le malade de l'observation III, elle est arrivée en peu de jours à son maximum. Si le phénomène est constant et régulier, l'époque d'apparition doit être fixée au premier ou au second jour pour tous les diphthéritiques, puisque la plupart ont été observés du troisième au huitième jour, et que ce temps suffit pour arriver à la quantité la plus considérable.

Or, les faits sont en accord avec la supposition. A la première épreuve, le coagulum a toujours été très considérable. Dans certains cas, en effet, l'urine s'est prise en masse par la chaleur et par l'acide nitrique ; souvent j'ai pu noter un précipité atteignant les huit dixièmes de la hauteur totale du liquide dans le tube ; enfin, il est arrivé plusieurs fois que l'ébullition a été impossible.

La quantité d'albumine a été toujours examinée très approximativement, en laissant le tube à expérience perpendiculaire jusqu'au lendemain, après avoir coagulé par la chaleur et par l'acide nitrique. Il est facile alors de mesurer la hauteur comparative du précipité et du liquide qui surnage.

La *durée de l'albuminurie* paraît devoir être très variable. La diphthérie est malheureusement une maladie souvent et rapidement fatale; la plupart des malades meurent donc à un moment où l'urine contient encore de l'albumine. Cependant on peut voir qu'elle a cessé de paraître le trente-cinquième jour dans l'obs. III, et qu'il n'en restait plus que de faibles traces le quarante-deuxième jour dans l'obs. II. La pneumonie intercurrente de l'obs. XII, et le départ rapide de l'enfant font sortir ce fait de l'état de simplicité désirable.

On pourrait partager l'albuminurie diphthéritique en une période d'augmentation très courte, de quelques jours ; en une période d'état qui dure environ un septenaire ; et en une période de déclin pouvant se prolonger plusieurs semaines. Or, ces trois périodes correspondent exactement aux trois périodes de début, d'état et de convalescence de la maladie.

Si nous recherchons maintenant les *conditions* dans lesquelles ce symptôme apparaît, nous ne pouvons établir de règle fixe. Tantôt l'enfant est dans un état d'asphyxie par suite de l'occlusion du larynx par les fausses membranes, tantôt la respiration est facile, et cependant la quantité d'albumine est toujours à peu près la même. La diphthérie avec phagédénisme de la peau (obs. IV-XI), ne peut être séparée par ce signe de la diphthérie pharyngée et laryngée. L'*âge*, le *sexe*, m'ont paru également sans influence sur la production du phénomène.

L'albuminurie produit naturellement les mêmes désordres quand elle naît sous l'influence de la diphthérie que quand elle survient dans d'autres maladies. J'ai rapporté de nombreux exemples d'anasarque ou d'œdème partiels et une observation très curieuse d'amaurose incomplète (obs. III).

Quelles sont les *causes* de l'albuminurie diphthéritique? Est-elle consécutive à une lésion des reins analogue à celle que l'on rencontre dans la maladie de Bright? Serait-ce une néphrite ou une affection rénale spéciale? Je ne puis adopter cette manière de voir, car une seule fois les reins ont été trouvés malades (obs. IV), et on ne peut s'autoriser de ce fait, puisque l'enfant avait eu peu de temps auparavant une scarlatine compliquée d'albuminurie. Le cas est trop complexe.

La seule altération que l'on puisse rapporter à ce symptôme est la congestion qui a été citée déjà, et même par des médecins qui ne connaissent pas le fait de la présence de l'albumine dans l'urine des diphthéritiques.

C'est aussi probablement la congestion qui est la cause prochaine de cette albuminurie, et on comprendrait facilement, ainsi qu'il arrive, qu'on ne trouve aucune lésion des reins sur le cadavre, car l'hypérémie des glandes disparaît souvent avec la vie, surtout quand elle n'a pas eu une longue durée.

Ce n'est pas là une hypothèse nouvelle et sans précédents.

On lit dans la *Chimie pathologique* de Lhéritier :

« L'urine des pneumoniques présente quelquefois de l'albumine, sept fois sur neuf, suivant M. Becquerel, dix fois sur dix-huit, suivant moi. Dans tous les cas, la présence de ce principe n'est jamais que passagère ; elle coïncide le plus souvent avec la période d'acuité, et sans doute elle est due à la congestion des reins. »

M. Stuart Cooper, dans une thèse de l'urine des albuminuriques, 1846, exprime une opinion analogue. (Voyez *Arch. de Méd.* 1847.)

« L'albumine que l'on trouve dans l'urine des personnes atteintes de maladies aiguës ou chroniques du poumon, du cœur, du foie, de la rate, du péritoine, de l'utérus; de maladies toxiques, telles que les fièvres éruptives, typhoïdes; de maladies spéciales de la peau, enfin dans l'état physiologique de la gestation, ces urines n'ont rien de spécial, et elles sont les conséquences d'une modification rénale qui est commune à toutes, c'est-à-dire à l'hypérémie de l'organe, au premier degré anatomique de l'albuminurie dont elles sont le premier phénomène. »

Evidemment, pour M. Cooper, la maladie peut s'arrêter au premier degré (congestion) et ne pas entraîner fatalement les lésions de la maladie de Bright, puisqu'il considère le fait comme physiologique dans l'état de gestation.

Mais il faut aller plus loin. L'hypothèse de la congestion rénale satisfait l'esprit et ne choque pas les idées médicales actuelles ; on doit s'en contenter en ce moment. Cependant il convient de ne pas oublier la nature éminemment toxique de la diphthérie. Elle infecte toute l'économie ainsi que le prouvent les faits de paralysie progressive qu'on a observée consécutivement à son action. Il me paraît très raisonnable d'admettre avec M. Bergeron que, si elle peut amener une telle pertubation du système nerveux, elle peut aussi modifier le sang, la structure ou la fonction des reins de façon à produire de l'albumine dans les urines. Eu égard aux modifications profondes que cette maladie produit et dont on voit un exemple entre autres dans l'obs. III, le savant médecin que je viens de citer a été amené à comparer la diphthérie aux grandes maladies toxiques, typhus, fièvre typhoïde, choléra, etc.

Je n'ai pas besoin de faire remarquer combien peuvent être fécondes les conséquences de cette manière d'envisager la question. Guidés par ce caractère fondamental, plusieurs médecins distingués remarquèrent que ce qui avait été appelé diphthérite par M. Bretonneau pouvait être divisé en deux maladies distinctes. D'un côté, la maladie virulente, tuant à la façon du choléra, de la rage, etc., et présentant des symptômes généraux adynamiques très marqués, hémorrhagies passives, stupeur, etc.; de l'autre la maladie localisée, si on peut ainsi dire, ne présentant guère de symptômes que du côté du larynx ou du pharynx.

La première, c'est la diphthérie, l'autre c'est l'angine herpétique de M. Gubler, c'est l'angine couenneuse commune de M. Bergeron.

Cette dernière subdivision, je l'avais d'abord acceptée avec une certaine réserve, fasciné par l'édifice brillant du médecin de Tours.

M. Bergeron se sépare, en effet, notablement de la doctrine admise dans un travail lu à la Société médicale des hôpitaux, dans la dernière séance d'avril 1858. Pour lui, il existe non-seulement une angine couenneuse non toxique ayant son siége sur l'isthme du gosier, mais encore il entrevoit la possibilité d'un croup de même nature, d'un croup couenneux simple, survenant primitivement dans le larynx ou peut-être consécutivement à l'angine couenneuse commune. Je crois rendre fidèlement ainsi les idées que mon maître m'a souvent communiquées au lit du malade, et je suis heureux de pouvoir aujourd'hui m'y associer plus complétement.

Cependant si l'angine couenneuse commune rencontre peu d'adversaires, le croup commun non toxique a encore peu de partisans.

A quoi cela tient-il? Justement à la difficulté de distinguer le croup diphthéritique du croup non toxique; car celui-ci peut tuer par asphyxie et aussi rapidement que l'autre, qui, lorsqu'il siége au larynx, n'a pas toujours le temps d'empoisonner le malade.

On a bien dit que le croup toxique avait plus de tendance à s'étendre, qu'il s'accompagnait plus souvent d'angine diphthéritique et de la production de fausses membranes sur les parties dénudées du derme; mais ces signes sont insuffisants, puisqu'on hésite à adopter les deux croups.

Si donc l'albuminurie n'existait, avec les caractères de quantité et de durée que j'ai indiqués, que chez les diphthéritiques, si on rencontrait des croups sans albuminurie, ne tuant pas par empoisonnement, la question serait alors peut-être complétement jugée, ou au moins on pourrait la discuter plus sérieusement.

Ce que j'avance n'est pas seulement une vue de l'esprit. Les observations VIII, X, XIII, sont intéressantes à méditer.

L'obs. X n'a présenté que des fausses membranes douteuses, l'albumine n'a jamais paru dans l'urine; la cause que nous supposons est-elle admissible? Voilà la question que nous posons.

L'observation VIII, quoique incomplète, est plus concluante. On trouve sur une amygdale une ulcération semblable à un aphthe, recouverte d'une pseudo-membrane mince, d'un gris blanchâtre. En même temps, des vésicules d'herpès apparaissent sur les lèvres. L'enfant ne perd pas son teint frais, aucun signe d'infection générale ne s'est manifesté.

Les caractères des fausses membranes sont insuffisants pour poser un diagnostic, cela est admis. Qu'arrive-t-il en même temps du côté des reins ? L'albumine existe en moins grande quantité que dans tous les autres cas à la même époque de la maladie. Son existence est éphémère. Elle ne s'est manifestée qu'un moment sous l'influence d'une perturbation passagère ; elle cesse de se montrer dès que l'enfant se trouve dans des conditions de santé plus favorables.

Je le demande, pourquoi ne pas voir là l'angine décrite par M. Gubler sous le nom d'angine herpétique, et une laryngite anaogue ?

L'enfant de l'observation XIII était arrivée dans un état tellement grave qu'il est bien difficile de décider si elle est morte empoisonnée ou si la diphthérie ne doit pas avoir part à l'accident.

Ces faits doivent nous imposer une grande réserve. Ce sont là, je le répète, des questions que j'adresse à tous ceux qui ont en main les moyens de vérifier les faits que j'avance, plutôt que des opinions que je veux imposer à ceux qui ne peuvent s'en remettre qu'aux affirmations de leurs confrères.

Quoi qu'il en soit, d'après les malades que j'ai eus sous les yeux, je puis dire que :

1° L'albumine existe dans les urines de la majorité des diphthéritiques ;

2° Que ce principe apparaît dans les premiers jours de la maladie et très rapidement en grande quantité ;

3° Que l'albuminurie disparaît lentement, après avoir produit les différents désordres qu'on est accoutumé de lui attribuer, anasarque (*observ. passim*), amaurose (observ. III).

On le voit, il y a loin de là à l'albuminurie scarlatineuse, qui manque dans un tiers des scarlatines, même accompagnées d'anasarque (*Comp. de médec.*, t. VII, citant MM. Blache, Guersant, Rilliet et Barthez, Baron) ;

Qui ne survient qu'à la période de desquamation, quand elle a lieu (Bedgie, *Monthly Journal*) ;

Qui atteint rarement les proportions que j'ai indiquées chez les diphthéritiques.

En admettant donc comme réelles les scarlatines angineuses et croupales de M. Sée, il y aura un symptôme pour les distinguer de la diphthérie compliquée de scarlatine, et en attendant les déductions thérapeutiques qui pourront naître de ces faits, on rendra déjà un service véritable à la nosologie en vérifiant mes allégations et en ajoutant des faits nouveaux à ceux dont je fais suivre ces quelques réflexions.

Obs. I (Communiquée par M. Bergeron). — *Angine et laryngite diphthéritiques.— Guérison.— Albuminurie consécutive.— Anasarque, éclampsie. — Mort.*

Le 26 avril dernier (1858), je fus appelé chez M. X... pour donner des soins à son petit-fils Georges, âgé de trois ans, qui pendant la nuit avait été pris d'une fièvre ardente, avec vomissements répétés et délire.

J'avais constaté la veille, chez la sœur de cet enfant, une diphthérie cutanée qui s'était développée à la vulve, aux aines, aux jarrets, dans les plis du cou et derrière les oreilles, dans tous les points enfin où quelques jours auparavant je n'avais trouvé que des excoriations superficielles, dernières traces d'un eczéma généralisé. J'avais donc fait immédiatement éloigner le frère de la maison paternelle; mais dès le lendemain l'événement me prouva que le pauvre enfant était parti en emportant le germe de la maladie dont sa sœur était atteinte et à laquelle elle devait succomber deux jours plus tard, sans présenter d'ailleurs aucune altération de la muqueuse bucco-pharyngienne.

Quoi qu'il en soit, lorsque je vis Georges pour la première fois, le 26 avril au matin, il avait un mouvement fébrile très prononcé, de la céphalalgie; la déglutition n'était pas douloureuse, bien qu'il y eût un peu de rougeur du pourtour de l'isthme; le lendemain, j'appris que la nuit avait été moins agitée; mais la fièvre persistait; l'enfant paraissait souffrir en avalant, et, en effet, les amygdales étaient rouges et tuméfiées; depuis le réveil, les nausées avaient reparu, la langue était sale, l'haleine fétide; un vomitif fut donné, qui amena quelques évacuations par haut et par bas; mais, le soir, je constatai sur les deux amygdales et sur les piliers antérieurs des plaques blanches pseudo-membraneuses sur l'origine et sur la nature desquelles je ne pouvais me méprendre. Je cautérisai de suite les parties atteintes.

Il serait inutile de reproduire ici toutes les phases de la maladie et les détails du traitement; je me bornerai à dire qu'après avoir pratiqué une seconde cautérisation au bout de quarante-huit heures, après avoir donné le sulfate de cuivre à dose vomitive, sans résultat apparent, le troisième et le quatrième jour, enfin, après avoir mis simultanément en usage le traitement de Miquel et les insufflations d'alun et de tannin, répétées aussi fréquemment que le permettait la résistance de l'enfant, en ayant soin de soutenir les forces avec de l'eau vineuse et du bouillon. Je crus, le 3 mai, c'est-à-dire huit jours après le début de l'angine, m'être rendu maître de la maladie; mais, le 4, j'appris que pendant la nuit l'enfant avait eu plusieurs quintes de toux rauque, et je reconnus en effet que la voix était en partie éteinte ; la gorge était dans l'état où je l'avais trouvée la veille ; la luette était enveloppée d'une fausse membrane, mais les amygdales, considérablement diminuées de volume, étaient complétement nettes ; néanmoins, le caractère de la toux et le timbre de la voix ne me permettaient pas de douter que la diphthérie n'eût envahi le larynx ; mais comme l'oppression était peu marquée, la respiration laryngée peu bruyante et le murmure vésiculaire assez pur, je fis continuer les insufflations dans le fond de la gorge, et j'attendis.

Pendant trois jours (5, 6 et 7 mai), les choses restèrent dans le *statu quo;* la voix était à demi éteinte et la toux conservait son caractère croupal ; mais l'état général se maintenait bon, et la suffocation était nulle ; le 8, les quintes de toux devinrent moins fréquentes, l'enfant fit entendre quelques sons assez clairs ; à partir du 9, l'amélioration fut de jour en jour plus sensible ; dès le 11, l'enfant parlait assez haut pour que je pusse constater un nasonnement très prononcé dû à la paralysie du voile du palais ; la luette avait repris son volume et sa couleur normale ; l'appétit, si lent à revenir jusque-là, devenait très vif ; toutes les fonctions avaient repris leur régularité, et, le 13, mon petit malade me parut être en assez bon état pour que je n'eusse pas besoin de le revoir le lendemain.

Le 15, la situation ne s'était pas modifiée ; cependant, les parents m'apprirent que l'enfant était un peu moins gai que la veille ; je revins le voir le lendemain, et je fus immédiatement frappé de la bouffissure de son visage. J'examinai les urines le soir même, et j'obtins, avec l'acide azotique, un abondant précipité d'albumine.

Dans le cours de sa maladie, l'enfant avait-il présenté quelque trace de l'éruption spéciale sur laquelle mon excellent collègue et ami, M. Sée, a, dans ces derniers temps, appelé l'attention? Je ne puis le dire, car je ne l'ai pas cherchée, n'ayant jamais vu jusque-là (ni depuis), d'éruption dans la diphthérie, et ne connaissant pas encore à ce moment les idées de notre collègue ; mais je puis affirmer, du moins que si l'éruption a existé dans le cas actuel, elle ne s'est montrée ni au visage, ni au cou, ni aux mains ; ce que je puis affirmer avec plus de certitude encore, c'est qu'il n'y a pas eu de scarlatine ; et comme, d'autre part, avant l'intoxication diphthéritique, l'enfant avait toujours joui d'une excellente santé, force me fut bien de rattacher à cette intoxication l'albuminurie que je constatais et qui devait avoir de si terribles suites. Quoi qu'il en soit, à partir du 16, l'œdème se généralisa peu à peu, l'appétit disparut rapidement, les forces tombèrent ; en dépit d'une médication aussi énergique que possible chez un enfant malade depuis trois semaines, avec un temps d'arrêt bien court, des suffusions séreuses se produisirent dans les plèvres, et bien que jusqu'alors aucun accident ne se fût encore montré du côté du cerveau, lorsque le 20 mai, M. Barthez, dont j'avais réclamé les sages conseils, vit l'enfant avec moi, il ne put que confirmer le pronostic grave que j'avais porté.

Deux jours plus tard, en effet, l'enfant tomba dans un assoupissement peu profond mais continuel; le 23, des convulsions générales survinrent et alternèrent avec un subdelirium tranquille; enfin, le 24, ces phénomènes firent place à un coma profond dans lequel l'enfant succomba le 26, un mois juste après le début de sa maladie.

La veille de la mort, les urines cessèrent d'être albumineuses; mais jusque-là (à partir du 15) j'y avais constamment trouvé de l'albumine; pendant les neuf jours, la proportion de ce principe a certainement varié, mais je suis certain qu'elle a toujours égalé au moins le cinquième du liquide examiné; dans les trois ou quatre premiers jours, elle avait été sans contredit de 50 0/0.

Obs. II. — *Diphthérie pharyngée et laryngée, trachéotomie, albuminurie. — Guérison.*

Delap... (Alexandre), âgé de quatre ans, habitant Ivry, rue de Paris, 3, né à Ivry, entre le 4 septembre 1858, à la salle Saint-Joseph, hôpital Sainte-Eugénie. Cet enfant est malade depuis huit jours. Au début, il fut pris de toux et d'une fièvre légère. Depuis quatre ou cinq jours des fausses membranes parurent sur les amygdales, la voix devint rauque, la toux voilée.

Un médecin fut appelé. Il pratiqua avec l'acide chlorhydrique plusieurs cautérisations du pharynx, et il fit vomir l'enfant plusieurs fois avec l'ipéca en poudre.

Au moment de son arrivée (six heures du soir). — La face est violacée, le murmuse vésiculaire est complétement marqué par le sifflement laryngé. Les amygdales sont recouvertes de fausses membranes.

Il est urgent de faciliter l'accès de l'air dans les poumons. Mon collègue Baumetz pratique la trachéotomie. L'enfant se trouve immédiatement soulagé. — Vin sucré av. sp. quinquina, bouillon pour tisane.

5 septembre 1858 (9e jour). — La nuit a été bonne. L'enfant a rejeté plusieurs fausses membranes, et entre autres une qui est tubulée, bifurquée, longue d'environ 3 centim. 1|2. — Cautérisation de la plaie et des amygdales avec le crayon d'azotate d'argent. — Vin. sp. quinquina, bouillon.

6 septembre (10e jour). — Les amygdales ne se recouvrent pas de fausses membranes nouvelles. Plusieurs fausses membranes sont encore sorties par la canule. Alexandre boit volontiers le vin et le bouillon. Sa santé générale est bonne. Il n'a pas de gonflement du cou. — Même traitement.

7 septembre (11e jour). — La plaie est en bon état. L'enfant reste une heure sans canule. Pendant ce temps, il rejette encore quelques lambeaux pseudo-membraneux. Aucune éruption ne s'est montrée sur la

peau. Les paupières sont bouffies. Ce dernier symptôme m'engage à examiner les urines, où, par les réactifs ordinaires, je découvre une quantité considérable d'albumine. — Œufs, bouillon, vin.

8 septembre (12e jour). — Alexandre reste cinq heures sans canule. Un léger accès de suffocation m'a indiqué le moment où il était nécessaire de la fixer de nouveau dans la trachée. La santé générale est bonne. M. Empis, chargé du service en l'absence de M. Bergeron, cherche en vain à constater l'érythème indiqué par M. Sée. L'albumine existe en quantité considérable dans l'urine.

9 septembre (13e jour). — L'enfant est très assoupi; cependant, il peut rester quatorze heures sans canule. On entend dans la poitrine quelques râles muqueux. Les crachats sont muqueux, de bonne nature, semblables à ceux qui sont expulsés dans les bronchites simples. Un peu moins d'albumine dans l'urine. — Café, une portion.

10 septembre (14e jour). — La canule est enlevée définitivement. La nuit a été bonne. La toux est peu fréquente, mais l'enfant reste constamment assoupi. Il refuse les aliments liquides; cependant, le voile du palais est contractile; la voix est éteinte, mais nettement articulée. La quantité d'albumine n'a pas varié. — Café, quinquina, promenade au soleil, une portion.

11 septembre (15e jour). — On a beaucoup de peine à réveiller l'enfant, qui semble constamment plongé dans un sommeil tranquille. La respiration se fait bien, du reste. L'urine renferme toujours la même proportion d'albumine. — Même traitement. Calomel, 0,20.

12 septembre (16e jour). — La plaie est pansée à plat. Elle commence à bourgeonner. Alexandre a eu une garde-robe. Il est toujours aussi assoupi, cependant on a réussi à lui faire manger quelques tartines. L'albumine est toujours abondante, environ un tiers du volume de l'urine.

13 septembre (17e jour). — Les râles muqueux ont augmenté. La toux est grasse. Ce matin, il y a eu un vomissement de bile et de matières filantes. L'assoupissement ne diminue pas; cependant la voix est plus forte, l'ouverture de la trachée se rétrécit rapidement. — Même quantité d'albumine.

14 septembre (18e jour). — On constate un peu de fièvre le matin, et toujours le même état d'assoupissement. Le petit malade est grognon. Il a eu deux selles. Ses urines contiennent toujours la même quantité d'albumine.

16 septembre (20e jour). — Les parents demandent à reprendre l'enfant. L'air ne passe plus par la plaie dans les inspirations régulières. L'état général est assez satisfaisant, malgré la présence de l'albumine dans les urines. Il est à croire que les soins de sa mère suffisent maintenant.

18 septembre (22e jour). — La mère vient faire panser la plaie, qui

est abondamment couverte de bourgeons charnus. On entend dans la poitrine quelques râles muqueux; les paupières sont légèrement œdématiées. L'albumine est moins abondante dans l'urine. — Sirop de quinquina; bonne nourriture.

20 septembre (24e jour). — La voix est à peine enrouée. Il y a encore de la bouffissure des paupières et de l'albumine dans l'urine.

29 septembre (32e jour). — La plaie est complétement cicatrisée. L'enfant reprend ses habitudes et ses jeux. Il a bon appétit et ne tousse plus. L'albumine diminue de quantité dans l'urine, mais les paupières sont encore œdématiées.

8 octobre (42e jour). — L'enfant est amené à la consultation. La santé est bonne. On peut encore décéler par la chaleur et l'acide nitrique quelques traces d'albumine dans l'urine. L'œdème des paupières a disparu.

Obs. III. — *Colique saturnine légère. — Angine diphthéritique. — Albuminurie. — Phlébite de la saphène interne gauche. — Paralysie du voile du palais. — Amaurose incomplète.*

L... (Auguste), âgé de treize ans et demi, apprenti peintre en voitures, est entré salle Saint-Joseph, n° 19, le 16 septembre 1858, pour quelques douleurs abdominales avec constipation.

Il a déjà éprouvé cette indisposition à plusieurs reprises. Quelques bains sulfureux et des purgatifs dissipent les accidents dont la cause est évidemment liée au contact du plomb. La peau a noirci sous l'influence des bains sulfureux. Il devait sortir le 22 septembre, quand il se plaignit le matin d'une douleur de gorge : deux taches blanches existaient sur les piliers postérieurs du voile du palais, les amygdales étaient à peine tuméfiées. — Cautérisation avec le crayon d'azotate d'argent.

23 septembre (2e jour). — Les amygdales et les piliers postérieurs sont recouverts de fausses membranes assez épaisses, adhérentes. La déglutition est un peu douloureuse; il y a de la salivation; on constate la présence de l'albumine dans l'urine, peu de fièvre. — Cautérisation avec l'azotate d'argent.

24 septembre (3e jour). — La fièvre a disparu, mais les fausses membranes ont envahi les piliers antérieurs. L'urine renferme toujours la même quantité d'albumine. — Cautérisation avec l'azotate d'argent.

25 septembre (4e jour). — La luette est envahie à son tour par les productions diphthéritiques, on enlève quelques lambeaux de fausses membranes. La face adhérente est ramollie, comme gangrénée, mais la muqueuse n'est pas ulcérée. Elle est rouge et paraît dépouillée de son épithélium. L'urine contient 4/10 d'albumine précipitée par la chaleur.— Cautérisation.

26 septembre (5e jour). — Les fausses membranes se sont reformées sur les points où on avait enlevé celles de la veille. — Précipité d'albumine, 4/10.

27 septembre (6e jour).—Aucune trace d'œdème, aucune douleur dans la région des reins. L'appétit est bon, les selles sont régulières, il n'y a pas de fièvre. L... se plaint du nez, la muqueuse de cet organe est rouge et tuméfiée. Les urines laissent déposer, par le refroidissement, une grande quantité de sels, principalement des urates. Elles contiennent 5[10 d'albuminé.

28 septembre (7e jour). — L'état de la gorge ne se modifie pas. Il s'écoule des narines un liquide séreux, très âcre. La respiration se fait par la bouche. Albumine, 6[10. — Alun en poudre dans les narines, cautérisation de la gorge avec l'azotate d'argent.

29 septembre (8e jour). — Aucune trace d'œdème, enchifrènement considérable. L'isthme du gosier a toujours le même aspect. Albumine, 8[10. — Injection de glycérine, cautérisation.

30 septembre (9e jour). — Les fausses membranes de la gorge se détachent plus facilement. L'enfant avale plus aisément, sa respiration est toujours très libre, mais elle se fait complétement par la bouche. Il n'y a pas de toux. Albumine, 8[10. Les urines sont rougeâtres, elles ont l'aspect du bouillon sale. — Julep avec chlorate de potasse, 5 grammes; glycérine.

1er octobre (10e jour). — Le pilier antérieur gauche n'est plus recouvert de fausses membranes, albumine, 8/10. — Même traitement.

2 octobre (11e jour). — L'air commence à passer par le nez, l'amygdale gauche ne présente plus de fausses membranes. — Toujours la même quantité d'albumine.

5 octobre (14e jour). — L.... a eu un frisson hier soir, ce matin il a de la fièvre (104 puls.). La cuisse gauche est le siége d'une sensation de chaleur assez prononcée, elle est tuméfiée ainsi que la jambe. La veine saphène interne dans la partie supérieure de son trajet est douloureuse, tendue, elle roule sous le doigt, donnant la sensation d'une plume d'oie. Le voile du palais est rouge, mais il n'y a plus de pseudo-membranes. La respiration se fait par le nez, la voix est cependant nasonnée. — Frictions mercurielles; cataplasmes; potages.

Le soir, le mollet est tuméfié, douloureux.

Les urines, examinées tous les jours, contiennent toujours un précipité d'albumine qu'on peut évaluer aux deux tiers de leur volume.

6 octobre (15e jour). — Tout le membre inférieur gauche est dur, très œdématié. — Albumine, 5/10.

7 octobre (16e jour). — L'enfant a toujours de la fièvre (104 puls.), cependant le membre est moins douloureux, moins dur. — Albumine, 5/10.

8 octobre (17e jour). — La fièvre a disparu, le membre gauche n'est plus douloureux; les pseudo-membranes n'ont reparu nulle part, mais la voix est toujours nasonnée. — Albumine, 4/10.

11 octobre (20e jour). — La cuisse est encore un peu tuméfiée, mais

la douleur n'existe plus. La voix est nasonnée. La luette ne se relève pas quand on la touche avec le doigt ou avec un pinceau trempé dans l'acide chlorhydrique étendu; ces différentes excitations ne provoquent pas de nausées; cependant les piliers du voile du palais ne sont pas paralysés : L... peut éteindre une bougie en soufflant avec force, mais une certaine quantité d'air passe en même temps par le nez. L'urine renferme toujours de l'albumine (2/10). — Cautérisation de la luette avec l'acide chlorhydrique dilué.

16 octobre (25e jour). La paralysie du voile du palais ne s'est pas modifiée. La santé générale est très bonne. Albumine, 1/10.

19 octobre (28e jour). — Le nasonnement est plus marqué. M. Bergeron substitue à l'excitation de la luette par l'acide chlorhydrique, l'excitation produite par un courant d'induction. Un pôle est placé sur la lèvre supérieure, l'autre sur la luette. La séance dure deux minutes environ la luette ne se contracte pas. Les boissons ne passent pas par le nez. Albumine, 1/10.

23 octobre (32e jour). — Il n'y a aucun changement à noter dans l'état du voile du palais. Mais on s'aperçoit par hasard que la vue de l'enfant est devenue extrêmement faible ; il ne distingue plus même les gros caractères d'imprimerie. Les pupilles sont très contractiles, également contractées; il est impossible de constater une lésion. Aucune autre paralysie de la sensibilité ou du mouvement. Albumine, 1/10. — Faradisation tous les deux jours.

26 octobre (35e jour). — Le courant électrique commence à provoquer quelques nausées. L'enfant engraisse et ne perd pas ses forces, mais sa vue est toujours aussi faible. L'albumine manque pour la première fois dans l'urine.

1er novembre (40e jour). — On a cessé d'appliquer l'électricité depuis quelques jours. La voix est toujours nasonnée à cause de la paralysie du voile du palais ; la déglutition est facile. La vue ne s'est pas améliorée ; mais M. Bergeron redoute l'influence prolongée du séjour à l'hôpital. Il envoie l'enfant à la campagne (toniques). L'albumine n'a pas reparu, et à aucune époque la peau n'a été le siége d'une éruption.

Obs. IV. — *Scarlatine suivie de desquamation et d'albuminurie. — Ulcérations phagédéniques avec fausses membranes diphthéritiques des lèvres, de la gorge, des oreilles, du nez. — Réapparition de l'albumine. — Mort. — Autopsie.*

Lemaître, âgé de quatre ans, est entré, le 16 septembre 1858, dans la salle Saint-Joseph, hôpital Sainte-Eugénie.

L'enfant est d'une bonne santé habituelle. On constate, le jour de son entrée à l'hôpital, une bronchite sans fièvre, caractérisée par des râles sous-crépitants disséminés; il n'y a pas de matité. La santé générale n'est pas altérée. L... joue sur son lit.

Cette affection cède à un vomitif (ipéca, 1 gr.) suivi du traitement émollient.

20 septembre. — Un peu de fièvre le soir.

21 septembre. — On allait rendre l'enfant à sa mère, quand on lui trouve de la fièvre; le corps est couvert d'une rougeur scarlatineuse générale. Le voile du palais, les piliers sont rouges. Ils ne sont pas recouverts de fausses membranes. L'urine n'offre pas trace d'albumine.

25 septembre. — La scarlatine a suivi une marche régulière. Aujourd'hui l'éruption a presque complétement disparu. La langue est rouge, dépouillée. L'angine a cessé L'urine, examinée tous les jours, par la chaleur et l'acide nitrique, n'a jamais présenté d'albumine. — Revaccination au bras gauche par deux piqûres.

26 septembre (6e jour). — L'éruption a complétement disparu, pas d'albumine dans l'urine.

27 septembre (7e jour). — Santé générale bonne, la langue reprend son aspect normal, pas d'albumine dans l'urine.

28 septembre (8e jour). — La desquamation commence sur le ventre, la chaleur fait naître dans l'urine quelques flocons d'albumine.

1er octobre (11e jour). — Rien à noter pour la santé générale, l'albumine n'a pas cessé d'être décelée par les réactifs les jours précédents. Aujourd'hui elle prend par la chaleur une légère teinte opaline.

2 octobre (12e jour). — La desquamation continue, l'urine ne renferme plus d'albumine.

5 octobre. — Une des pustules vaccinales a été grattée et s'est recouverte d'une croûte, l'autre est en bon état, elle sert à vacciner vingt-deux enfants; l'urine, examinée tous les jours, ne contient pas d'albumine.

6 octobre. — La face est un peu œdématiée: il y a une légère crevasse à la commissure gauche des lèvres. L'urine contient une quantité notable d'albumine. Le temps est froid, la salle n'est pas chauffée, mais aucune cause spéciale de refroidissement ne peut être invoquée à l'égard du malade pour lequel on a continué à prendre des précautions.

7 octobre. — L... n'a pas de fièvre, la langue est nette; la crevasse de la commissure s'est étendue en s'ulcérant. L'enfant enlève par le grattage les produits morbides qui tendent à recouvrir l'ulcération. L'œdème de la face est plus considérable; l'albumine forme dans l'urine un précipité qui égale la moitié de la hauteur totale du liquide. Gom. sp., huile de ricin, 10 gr.

8 octobre. — L'œdème s'étend aux bras et aux jambes; les pustules vaccinales s'ulcèrent et reposent sur un fond induré. L'albumine précipitée forme les trois quarts de la hauteur du liquide. Il y a eu deux ou trois garde-robes.

9 octobre. — Le malade a de la fièvre. Les pustules vaccinales, ulcérées, à fond grisâtre couvert d'une matière pultacée, sont entourées

d'une large plaque érysipélateuse. L'ulcération de la commissure gauche des lèvres a gagné la peau voisine dans l'étendue d'un centimètre; l'enfant y porte continuellement les mains; elle laisse écouler un liquide séreux. Le précipité d'albumine égale la moitié du volume d'urine analysée.

10 octobre. — La fièvre a disparu. L'érysipèle occupe tout le bras et l'avant-bras gauche. L'œdème est plus considérable; il est général. L'ulcération de la commissure fait des progrès, le liquide séreux qu'elle exhale rougit et ulcère la peau voisine. Toute la partie muqueuse du bord libre des lèvres est couverte d'ulcérations superficielles saignantes. Albumine en quantité notable. On enveloppe l'enfant dans de la ouate. — Eau vineuse, julep avec 30 gr. de sp. de quinquina.

11 octobre. — L'érysipèle ne s'est pas étendu au delà du poignet. Tous les symptômes s'aggravent, l'état adynamique se prononce de plus en plus. Toutes les ulcérations s'étendent. On trouve sur la luette et sur la commissure droite des fausses membranes assez résistantes, blanches, adhérentes. Examinées au microscope par mon collègue Pâris, elles ne présentent que de la fibrine retenant des cellules de pus déformées. Il n'y a pas trouvé de spores, de vibrions, de parasites d'aucune espèce. Toujours la même quantité d'albumine dans l'urine. — Même traitement. La luette et les commissures sont cautérisées avec le crayon d'azotate d'argent.

12 octobre. — L'enfant est dans un assoupissement profond dont on a peine à le tirer; il exhale une odeur fade. La face est très tuméfiée; on peut la caractériser de léonine. Les lèvres sont tendues, renversées en dehors, ulcérées sur tout leur bord libre. L'érysipèle ne s'est pas plus étendu; il s'efface. La luette, le pilier antérieur gauche, une partie des ulcérations de la face et des lèvres sont recouverts de fausses membranes plus épaisses, blanches, très résistantes. L'enfant urine involontairement. On n'a pas pu s'assurer de la présence de l'albumine.—Même traitement. Deux cautérisations avec l'azotate d'argent dans la journée.

13 octobre. — Le pouls est toujours calme, mais faible. L'enfant a un peu mangé. Il a eu deux selles et un vomissement. Le nez laisse échapper un liquide séreux qui excorie les narines et les joues. Les fausses membranes des lèvres sont remplacées par une matière pultacée grisâtre qui se reproduit rapidement. Sur la luette et une partie du voile du palais elles ont conservé leurs caractères. L'ourlet de l'oreille droite était recouvert hier d'une fausse membrane qui est remplacée aujourd'hui par une escharre superficielle. L'œdème a un peu diminué aux membres, la face est toujours très tuméfiée. — Même traitement; une seule cautérisation. Le soir, j'ai observé des ronchus laryngés.

14 octobre. — Depuis quelques heures, la voix est devenue rauque, ainsi que la toux. La respiration est pénible, suspirieuse. On entend dans toute l'étendue de la poitrine des râles muqueux, sibilants et sous-

crépitants disséminés. Il n'y a pas de cyanose. Mais les extrémités se refroidissent. On a beaucoup de peine à faire sortir l'enfant du coma. Il ne fuit pas la piqûre d'une épingle, cependant il montre qu'il la sent. Du sang s'écoule passivement par le nez, mêlé à un liquide séro-purulent. Les ulcérations pharyngiennes et labiales sont aussi le siége d'hémorrhagies. Peu à peu, l'agonie survient. L'enfant s'éteint à neuf heures du matin.

Autopsie le 15 octobre à neuf heures du matin.

Les amygdales sont ulcérées, couvertes de fragments pseudo-membraneux. Il y a quelques fausses membranes saines, peu adhérentes, sur la corde vocale supérieure, qui est congestionnée, mais non ulcérée.

Les ganglions bronchiques sont hypérémiés; ils ne contiennent pas de tubercules, non plus que les poumons. Le lobe inférieur du poumon gauche est entièrement hépatisé; le doigt le pénètre aisément; il gagne le fond de l'eau. Il y a également des noyaux d'hépatisation rouge disséminés dans tout le poumon droit. En aucun endroit, je n'ai remarqué d'apoplexie pulmonaire ou d'abcès. Les reins sont très volumineux, d'une couleur violette très remarquable. A la coupe, on est frappé par l'aspect lie de vin de toute la substance corticale, qui est, en outre, parsemée de granulations d'un rouge vif. La pression et le lavage font sortir du sang comme d'une éponge; mais le lavage prolongé ne fait pas disparaître la coloration.

Obs. V. — *Croup avec angine pseudo-membraneuse (diphthérie), albuminurie. — Tubage et trachéotomie.—Scarlatine intercurrente, — Mort. — Autopsie.*

C** (Victor-Eugène), âgé de trois ans, demeurant à Passy, est entré dans la salle Saint-Joseph, hôpital Sainte-Eugénie, le 16 septembre 1858. Il est malade depuis trois jours. Après un jour de fièvre accompagnée de toux et de mal de gorge, la voix s'est éteinte, la toux est devenue rauque. — Aucun traitement n'a été fait au dehors.

Au moment de son entrée, on constate que la voix est complétement éteinte. La toux est voilée. La respiration est incomplète. Les amygdales sont couvertes de fausses membranes blanches, bien organisées. Il y a de la fièvre. — Ipéca, 1 gr., sp. d'ipéca, 30 gr.

17 septembre (4e jour). — La respiration est plus difficile, il y a un commencement d'asphyxie. M. Bouchut, après avoir pris l'avis de M. Empis, chargé provisoirement du service, place dans le larynx un tube métallique. Au bout de quelques heures, l'état de l'enfant étant devenu plus grave, le péril est imminent, on pratique la trachéotomie suivant les règles ordinaires et sans difficultés. Soulagement immédiat, issue de fausses membranes. L'urine renferme une quantité notable d'albumine. — Vin coupé, bouillon, quinquina.

18 septembre (5e jour). — La respiration est entendue sans râles dans

toute la poitrine; pouls, 120; peau chaude. Albumine très abondante dans l'urine. — Cautérisation de la plaie, même traitement.

19 septembre (6e jour). — L'état de l'enfant est satisfaisant, il a rendu par la canule de nombreux lambeaux de fausses membranes. Quelques-uns ont plusieurs centimètres de longueur. L'urine renferme toujours beaucoup d'albumine. J'enlève la canule pendant environ deux heures sans quitter l'enfant de vue. Après ce temps, la respiration paraissant plus gênée, je la fixe de nouveau dans la trachée.

20 septembre (7e jour). — Toute la peau, excepté celle de la face, est couverte d'une éruption qui a tous les caractères d'une éruption scarlatineuse. L'enfant est un peu plus abattu qu'hier, cependant il peut rester sans canule depuis neuf heures du matin jusqu'à dix heures du soir, et l'albumine n'a pas diminué dans l'urine. — Gom. sp., jul. gom.; bouillon.

21 septembre (8e jour). — L'éruption de scarlatine n'arrive pas à cette couleur framboisée très vive qu'on observe souvent; cependant aucun doute n'est émis à son sujet par M. Empis. L'état général de l'enfant est bon. La canule est retirée définitivement, cependant toute la colonne d'air ne peut pas encore passer par le larynx. On laisse la plaie libre sous la cravate. Il y a quelques bourgeons charnus. L'urine contient toujours la même quantité d'albumine. — Potages.

22 septembre (9e jour). — Au moment de la visite, on remarque que l'enfant paraît en proie à une anxiété considérable, il est très abattu; cependant la respiration n'est pas gênée, mais l'inspiration est sèche, stridente. La plaie s'est séchée brusquement depuis quelques heures; elle exhale une odeur désagréable. L'éruption a pâli considérablement à la même heure. Peu à peu, la stupeur devient plus profonde, l'enfant s'éteint sans convulsions à midi.

Autopsie le 24 septembre, à neuf heures du matin.

On ne trouve pas de fausses membranes ni d'ulcérations sur les amygdales, non plus que dans le larynx, la trachée ou les bronches. Il n'y a pas de congestion bronchique ou pulmonaire. Les poumons sont très sains, sans tubercules. Seulement, au sommet du poumon droit, existe un noyau d'hépatisation rouge de la grosseur d'une noix. Le foie présente sur sa face convexe quelques petites taches blanches qui ne forment pas de saillie. La coupe de l'organe à ce niveau permet de constater une simple décoloration du parenchyme sans altération apparente de la structure.

Les reins ont leur coloration habituelle; les autres organes sont dans l'état normal.

Obs. VI. — *Diphthérie pharyngée et laryngée. — Albuminurie. — Trachéotomie. — Mort.*

Douai (Emile) est âgé de cinq ans. Il habite Belleville, rue de Meaux, nº 26. Ses parents sont ouvriers ; ils se portent bien et peuvent, grâce à leur travail, mettre leurs enfants dans de bonnes conditions hygiéniques.

Emile a été nourri par sa mère jusqu'à deux ans, époque à laquelle il a été malade d'une rougeole. Il est sujet aux ophthalmies et à l'impétigo du cuir chevelu. Il y a dix jours, il s'est plaint d'un mal de gorge accompagné de toux et de douleurs de poitrine. Chaque jour, la maladie a fait des progrès jusqu'aujourd'hui. Le traitement a consisté en un vomitif qui a produit peu de résultats.

2 octobre 1858 (10e jour). — Au moment de son entrée (salle Saint-Joseph, nº 10), vers huit heures du matin, M. Bergeron constate les symptômes suivants : le pouls bat 100 pulsations, la toux est rauque, voilée ; la voix est cassée, mais non complétement éteinte. Le sifflement laryngé, quoique peu sonore, ne permet pas d'entendre le murmure vésiculaire ; il y a dans les grosses bronches des râles muqueux très larges ; les amygdales sont rouges, sans gonflement : les piliers postérieurs et la paroi postérieure du pharynx sont couverts de fausses membranes, épaisses, blanches, adhérentes. L'isthme du gosier est cautérisé avec la solution d'azotate d'argent à parties égales. — Sulfate de cuivre 0,50 dans une potion.

Cinq heures du soir. — L'enfant a peu vomi, mais il a eu plusieurs garde-robes. Deux ou trois accès de suffocation se sont succédé pendant l'après-midi. *L'urine se prend en masse* par la chaleur et par l'acide nitrique.

3 octobre (11e jour). — La nuit a été mauvaise. L'enfant a été très agité. Ce matin, il y a 126 pulsations ; la peau est chaude ; elle a conservé toute sa sensibilité ; le visage est peu coloré ; 26 inspirations ; quelques grosses bulles de râle muqueux aux sommets du poumon. Les ganglions sous-maxillaires sont volumineux, mais isolés et mobiles au milieu du tissu cellulaire. Tout le pharynx et le voile du palais sont couverts de fausses membranes. Il y a dans la narine droite quelques petites ulcérations qui sécrètent un liquide séro-sanguinolent. — Julep avec sulfate de cuivre 0,50 ; eau vineuse ; julep avec chlorate de potasse, 4 grammes ; insufflations dans la gorge d'une poudre composée de parties égales, tannin et alun ; albumine très abondante dans l'urine.

4 octobre (12e jour). — Le petit malade a peu vomi, mais il a rejeté, en toussant, des mucosités purulentes épaisses et quelques fausses membranes assez étendues. La toux est plus grasse, plus sonore. La voix par moments est moins voilée. La face n'est pas violacée, mais l'enfant a pâli et maigri considérablement depuis son arrivée à l'hôpital. Le sifflement laryngé est moins fort, il permet d'entendre un peu le murmure vésiculaire. La poitrine est bien sonore, il y a par minute 16 inspirations régulières, 106 pulsations. Il s'écoule toujours du nez un liquide séro-

purulent. Les boissons reviennent par le nez, et leur passage amène de la suffocation. Toute la gorge et le pharynx sont tapissés d'une membrane blanche, épaisse, adhérente qui s'étend jusqu'à la ligne demi-circulaire qui unit la voûte palatine au voile du palais. L'urine contient toujours une énorme proportion d'albumine. Sub. av. chlorate de potasse, 4 gr., insufflations d'alun.

Six heures du soir. — La respiration est devenue depuis quelques heures anxieuse, embarrassée, difficile; le sifflement laryngé est plus fort, mais la voix n'est pas complétement éteinte. L'enfant perd ses forces, les traits sont tirés, la face est bleuâtre, l'asphyxie est manifeste. Il n'y a pas d'anesthésie; la déglutition est presque complétement impossible. L'urine contient quatre cinquièmes d'albumine. La trachéotomie est pratiquée; aussitôt après, la respiration est plus facile; le calme renaît pendant quelques heures.

5 octobre (13e jour). — La nuit a été mauvaise, agitée : 144 pulsations faibles, 36 inspirations. La toux est rare, incomplète; on entend dans la canule et dans la trachée un gargouillement très intense. Le visage est bouffi, cyanosé. L'urine contient 4/5 d'albumine. — Tartre stibié, 0,05.

6 octobre (14e jour). — La nuit a été plus calme. Le gargouillement trachéal, moins prononcé, permet d'entendre le murmure vésiculaire dans toute l'étendue de la poitrine. 32 inspirations, 122 pulsations sans chaleur de la peau. L'urine est limpide au moment de l'émission, elle contient encore 3/5 d'albumine.

7 octobre (15e jour). — La nuit a été très mauvaise. Le pouls est petit, filiforme, très fréquent. La face est cyanosée, la respiration est anxieuse, fréquente. L'enfant tombe bientôt dans le coma et meurt à deux heures du soir. Le matin, les urines contenaient la moitié de leur volume d'albumine. Aucune éruption n'a paru pendant la maladie. L'autopsie a été empêchée par les parents.

Obs. VII. — *Empoisonnement diphthéritique sans asphyxie. — Mort. — Autopsie.*

Je n'indique le fait suivant qu'en quelques mots et pour compléter la série des enfants atteints de diphthérie qu'il m'a été donné d'oberver depuis le moment où j'ai pensé à examiner les urines au point de vue de l'albumine. En effet, il peut être considéré comme nul au point de vue de l'albuminurie, puisque l'enfant est arrivé à un moment si rapproché de la mort, qu'il n'a pas sécrété d'urine pendant son séjour à l'hôpital.

C'était un enfant de deux ans, malade depuis deux jours. Au moment de son arrivée (14 octobre 1858, dix heures du soir), il était pâle, bouffi. Le cou était tuméfié. La stupeur était extrême. La gorge et le voile du palais étaient tapissés de fausses membranes, épaisses, résistantes, et qui ont conservé leur forme pendant deux jours de macération dans l'eau.

Le nez était sec, le larynx libre. Aucune trace d'éruption ou de desquamation n'était apparente sur la peau. La vessie ne contenait pas d'urine. La mort survient à cinq heures du matin, le 15 octobre.

Autopsie, le 16 octobre. — Le voile du palais, le pharynx, les amygdales, les arrière-narines sont garnis de fausses membranes, blanches, épaisses. Il n'y a pas d'ulcérations; le larynx est rouge, sans fausses membranes; les poumons, les ganglions bronchiques sont très sains, sans congestion; les reins ont leur volume ordinaire et leur couleur normale. Il n'y a rien à signaler ailleurs.

Les parents ont dit que l'enfant avait la coqueluche. Aucun signe ne vint révéler la présence de cette maladie.

Obs. VIII. — *Angine et laryngite pseudo-membraneuses. — Trachéotomie. — Albuminurie passagère.*

M... (Léon), six ans, est entré salle Saint-Joseph n° 9, le 30 octobre 1858. Cet enfant porte au cou des cicatrices récentes de scrofule; il est coloré, d'une constitution robuste. Il fut pris de fièvre et de mal de gorge il y a cinq jours. La toux et la voix n'ont pris un timbre sourd que depuis la nuit dernière. Le traitement a consisté en deux vomitifs et cinq sangsues aux mollets.

Au moment de son entrée (cinq heures du soir), le pouls est fort, vif (120 pulsations), la toux est rauque, la voix n'est pas complétement éteinte. Il n'y a pas de fausses membranes sur les amygdales. Il n'y a pas eu d'accès de suffocation, le murmure vésiculaire est caché par le sifflement trachéal. — Ipéca., 1 gr.; sirop d'ipéca., 30 gr.

31 octobre. — La peau est chaude, sudorale; le pouls bat 140 pulsations. L'enfant n'est pas cyanosé, il respire trente-six fois par minute; le nez est sec, la voix et la toux n'ont pas changé de caractère. Le sifflement laryngo-trachéal est sec, strident, bruyant. On observe une plaque blanchâtre au niveau de l'angle rentrant que forme à la luette le pilier antérieur gauche. L'urine ne renferme pas d'albumine. Il n'y a pas d'éruption sur la peau. (Traitement de Miquel. — Sulfate de cuivre, 0,50 dans un julep.)

Cinq heures du soir. — L'enfant n'a pas vomi de pseudo-membranes. Je suis appelé à l'occasion d'un accès de suffocation très intense, l'asphyxie est imminente.

Avant de procéder à la trachéotomie, je constate, outre la plaque déjà indiquée à la gorge, une petite ulcération ronde, recouverte d'une membrane blanche, sur l'amygdale gauche et quelques vésicules d'herpès sur les lèvres. La réaction n'a pas lieu promptement après l'opération. Le soulagement se fait attendre une heure. Une fausse membrane a été expulsée au moment de l'incision de la trachée. — Vin, bouillon.

1er novembre. — Léon a repris ses couleurs, la respiration est pure, la peau est un peu chaude, 120 pulsations; l'état de la gorge n'a pas changé;

il n'y a pas de pseudo-membranes sur la plaie. Pendant la journée, des lambeaux pseudo-membraneux sont expulsés par la canule. L'urine rendue pendant la nuit contenait 2|10 d'albumine. Celle qui a été rendue dans la journée en renferme à peine une trace légère.— Julep avec 4 grammes chlor. de potasse et sirop de quinquina, 30 grammes, eau vineuse, bouillon.

2 novembre. — L'urine ne contient pas d'albumine. L'enfant reste en observation.

— Les observations suivantes ont été prises dans le service de M. Bouchut, qui a bien voulu les mettre à ma disposition. Je les résume brièvement.

Obs. IX. — *Diphthérie pharyngée et laryngée. — Trachéotomie. — Albumine. — Mort.*

Salle Sainte-Marguerite, n° 7. Coulon (Adeline), âgée de trois ans, a été atteinte d'une diphthérie pharyngée et laryngée. Les fausses membranes des amygdales recouvraient des ulcérations de ces organes. La trachéotomie fut pratiquée, mais ne put sauver l'enfant, qui succomba le quinzième jour de son séjour à l'hôpital. Aucune éruption ne se manifesta à la peau. L'albumine existait en grande quantité dans l'urine dès la première heure où l'enfant fut soumise à l'observation. L'autopsie a été faite, mais les reins n'ont pas été examinés. (Note extraite d'une observation recueillie par mon collègue Pâris.)

Obs. X. — *Croup. — Trachéotomie. — Absence d'albumine. — Mort. Autopsie.*

L'enfant qui fait le sujet de cette observation (salle Sainte-Marguerite) ne présenta sur les amygdales que des produits sur la nature desquels on éleva des doutes. La trachéotomie fut pratiquée en raison des symptômes prononcés d'asphyxie imminente. Aucune fausse membrane bien caractérisée ne fut expulsée. L'enfant mourut vers le dixième jour après l'opération. La canule avait été définitivement enlevée. A aucune époque on ne trouva d'albumine dans l'urine.

L'autopsie révéla la présence d'abcès considérables, siégeant dans les tissus du cou, de noyaux apoplectiques dans le poumon et d'ulcérations sur les amygdales. On ne trouva pas de traces de fausses membranes.

Obs. XI. — *Diphthérie généralisée. — Sans croup. — Albuminurie. — Mort.*

Sans entrer dans tous les détails de ce fait, je me contenterai de dire qu'il s'agit d'une petite fille de la salle Sainte-Marguerite, qui, atteinte de diphthérie généralisée, a constamment eu dans les urines une quantité considérable d'albumine. Les fausses membranes se sont développées sur le dos, la poitrine, le cou; elles reposaient sur le derme, dénudé et ulcéré, et les ulcérations s'étendaient rapidement. Il survint de la gangrène superficielle. Quelques plaques diphthéritiques furent signalées sur les amygdales, mais elles ne survinrent que dans le cours de la maladie. Jamais le larynx ne fut envahi; par conséquent, il n'y eut pas d'obstacle à l'entrée de l'air dans les voies respiratoires. La mort survint par une véritable intoxication.

Obs. XII.—Bocey (Marie), âgée de cinq ans, entrée le 22 octobre 1858. L'enfant est malade depuis dix jours, mais la voix n'est devenue rauque que depuis quatre jours. Il n'y a pas de fausses membranes sur les amygdales. Les accès de suffocation se succèdent depuis douze heures, l'asphyxie commence. M. Bouchut ramène par l'écouvillonnement du larynx quelques lambeaux de fausses membranes. Les urines sont laiteuses au moment de leur émission, elles s'éclaircissent d'abord par la chaleur, puis se troublent par l'ébullition et laissent déposer *un précipité très abondant d'albumine.*

24 octobre. — L'enfant se trouve sous le coup d'une pneumonie, on ne peut pas examiner les urines.

25 octobre. — Marie va mieux, il reste un peu de souffle sans râles crépitants. L'urine ne contient plus d'albumine.

27 octobre. — L'enfant sort guérie. L'albumine n'a pas reparu dans l'urine. A aucune époque, la peau n'a été le siége d'une éruption. (Note extraite d'une observation recueillie par mon collègue Pâris.)

Obs. XIII. — *Angine et laryngite pseudo-membraneuses. — Pas d'éruption ni d'albuminurie. — Mort. — Autopsie.*

R... (Joséphine), âgée de trois ans, entre le 31 octobre dans la salle Sainte-Marguerite (midi).

Il existe des fausses membranes sur les amygdales. La voix et la toux sont complétement éteintes. La face est cyanosée. L'asphyxie est très prononcée. La trachéotomie est pratiquée immédiatement et sans accident par mon collègue Pâris. L'enfant éprouve un soulagement immédiat. Des lambeaux pseudo-membraneux sont sortis par la plaie. Cependant, dans la nuit, l'état de la malade s'aggrave; elle meurt le 1er novembre, à huit heures du matin, sans avoir présenté d'albumine dans l'urine ni d'éruption à la peau.

Autopsie. — Le sang ne présente pas la coloration indiquée par M. Millard comme signe de l'empoisonnement. Les reins sont sains. Fausses membranes denses, très résistantes, dans l'arbre aérien.

Obs. XIV.— *Diphthérie laryngée. — Albuminurie. — Trachéotomie.*

X..., âgée de sept ans, est entrée le 31 octobre dans la salle Sainte-Marguerite (hôpital Sainte-Eugénie). Il n'y a ni gonflement du cou, ni éruption, ni fausses membranes sur les amygdales, mais la voix est éteinte ainsi que la toux; l'enfant asphyxie. L'urine contient une quantité considérable d'albumine.

M. Bouchut, après plusieurs tentatives d'écouvillonnement du larynx, et ne voyant pas diminuer la gravité des symptômes, pratique immédiatement la trachéotomie. L'enfant éprouve un soulagement manifeste après la cessation de phénomènes nerveux inquiétants qui surviennent immédiatement après l'opération.

1er novembre. — L'urine, examinée de nouveau, contient encore 50 0/0 d'albumine, la respiration se fait bien; cependant on porte un pronostic fâcheux par suite de l'analyse des phénomènes généraux.

2 novembre. — L'urine renferme toujours une grande quantité d'albumine.

L'état adynamique fait des progrès.

L'enfant reste en observation.

Paris, 2 Novembre 1858.

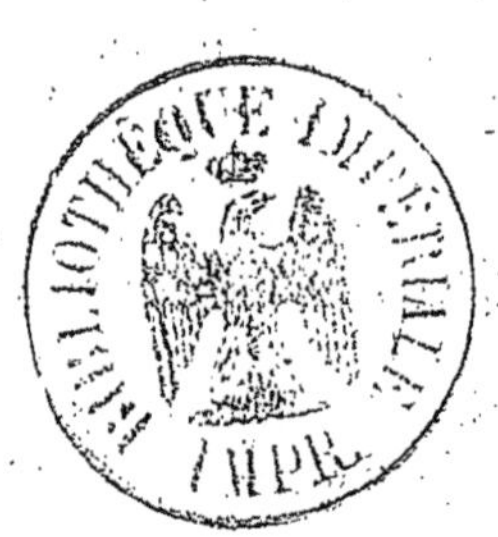

Paris, imp. de DUBUISSON et Cᵉ, r. Coq-Héron, 5.

www.ingramcontent.com/pod-product-compliance
Ingram Content Group UK Ltd.
Pitfield, Milton Keynes, MK11 3LW, UK
UKHW020439220726
13923UKWH00005B/2230

9 782019 294564